A MON PÈRE, A MA MÈRE.

A MES PARENTS.

A MES AMIS.

C. SUDOUR.

A TOUS MES MAÎTRES.

C. SUDOUR.

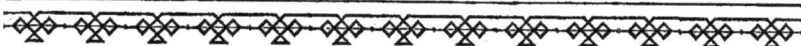

CONSIDÉRATIONS

SUR LA

NÉVRALGIE FACIALE

CONSIDÉRATIONS PRÉLIMINAIRES.

Les physiologistes qui ont fait du système nerveux l'objet de leurs études ont cherché à donner une classification des nerfs, en les distinguant d'après les fonctions qui leur sont dévolues. Charles Bell reconnaissait plusieurs groupes de nerfs ayant chacun une destination fonctionnelle différente. Ainsi, il admettait des nerfs respiratoires, des nerfs digestifs, des nerfs nutritifs, etc. Il est impossible d'adopter cette division, parce que la même partie sert bien souvent à deux et même trois fonctions, et qu'ainsi le même nerf se trouverait à la fois inspirateur, digestif, sensorial, etc. Aujourd'hui tout le monde est d'accord pour accepter la division simple des nerfs en deux grandes classes, suivant qu'ils président à la sensibilité ou au mouvement. Elle les comprend tous sans exception, parce qu'ils sont tous nécessairement ou nerfs sensitifs ou nerfs moteurs, ainsi que le prouvent une foule d'expériences concluantes contre l'assertion sans doute bien hasardée de Vieussens et Tissot, qui prétendaient que si, dans certaines paralysies, la sensibilité se présentait malgré la perte du mouvement, c'était parce qu'il fallait pour celui-ci une dépense plus grande de force ou d'influx nerveux.

La distinction précédente est rigoureusement vraie, lorsqu'on examine avec soin les nerfs rachidiens à leur point d'émergence de l'axe spinal. En effet, si par un moyen quelconque on agit successivement sur chacune de leurs deux racines, on voit que les phénomènes fournis par le sujet de l'expérience varient dans les deux cas. L'excitation de la racine postérieure donne lieu à une douleur vive accusée par le cri, l'agitation et des mouvements désordonnés ; tandis que, dans l'excitation de la racine antérieure, le sujet reste impassible, ne témoigne aucune souffrance ; on observe seulement un mouvement convulsif dans les muscles qui reçoivent les branches nerveuses correspondant au nerf rachidien en expérience. La conclusion à tirer de ces deux faits, c'est que la racine antérieure ou motrice éveille la contraction dans les muscles ; la racine postérieure, ou sensitive, conduit aux centres nerveux l'impression de douleur. Au sortir du canal rachidien, les deux racines s'accolent, se confondent et ne forment plus qu'un tronc commun ; dès lors il est impossible de constater isolément leurs propriétés motrices et leurs propriétés sensitives sur les divers points où vont se rendre chacune de leurs branches.

En examinant les nerfs qui naissent de l'encéphale, on retrouve encore la distinction fondamentale du système nerveux en ses deux éléments fonctionnels ; en outre, plusieurs d'entre eux jouissent pendant un long trajet, soit des propriétés motrices, comme les racines spinales antérieures ; soit des propriétés sensitives, comme les racines postérieures. Ainsi, pour ne parler que de la région dont nous aurons à nous occuper dans le cours de ce travail, la face reçoit les branches de deux troncs nerveux : le facial (7ᵉ paire) et le trijumeau (5ᵉ paire), dont les propriétés sont tout à fait distinctes. Le premier est un nerf exclusivement affecté à mettre en mouvement les muscles superficiels du visage ; le second, au contraire, est surtout chargé de fonctions de sensibilité. L'expérimentation directe faite par un grand nombre de physiologistes a permis de vérifier le rôle distinct rempli par chacun des nerfs précédents, et l'observation clinique est venue confirmer pleinement les résultats fournis par la physiologie.

Nous avons eu dernièrement l'occasion de voir, à la clinique de M. le professeur Dupré, deux malades présentant d'un seul côté de la face des phénomènes bien distincts, dont la différence devait conduire à penser que la lésion qui la tenait sous sa dépendance n'était pas la même dans les deux cas. Voici en quelques mots le résumé de ces observations.

PREMIÈRE OBSERVATION.

Hémiplégie faciale ; paralysie de la septième paire.

Le malade qui fait le sujet de cette observation n'a fait que passer dans les salles de l'Hôtel-Dieu Saint-Éloi. C'était un garde du chemin de fer, âgé de 32 ans, doué d'un tempérament lymphatique sanguin, d'une constitution bonne en apparence. Sa profession l'obligeait à faire, alternativement pendant quatre jours, le service de jour et le service de nuit, circonstance dont il faut tenir compte dans la pathogénie de la maladie dont il est atteint. A différentes époques de sa vie, il a été atteint de dysenterie, de pleurésie, de jaunisse et d'une fièvre grave. Il y a neuf mois environ, il contracta un chancre qu'il négligea ; trois mois après, une dartre squameuse parut à la paume de la main. Pour ce qui est de l'hérédité, nous devons dire que plusieurs de ses parents ont présenté des manifestations de la diathèse rhumatismale.

Le 6 février dernier, notre malade se coucha bien portant ; quel ne fut pas son étonnement, le lendemain matin, de trouver un grand changement dans l'expression de sa physionomie ! La moitié droite de la face semblait rapetissée ; la gauche, au contraire, était plus large et plus saillante, mais elle manquait de l'expression que lui donne le jeu des muscles ; ses plis naturels étaient effacés, le sillon labio-nasal avait presque disparu. Le front se ridait seulement à droite ; du côté gauche, le sourcil restait pendant et ne pouvait plus se porter vers la droite, malgré les efforts du sujet. L'œil gauche restait ouvert d'une manière permanente, la paupière inférieure un peu renversée en dehors, la supérieure s'enfonçait dans l'orbite. La joue du côté affecté était flasque et venait battre contre les arcades dentaires lorsque le sujet voulait parler ou expirer fortement. La paralysie du buccinateur favorisait encore l'accumulation des aliments entre les dents et la face interne de la joue; aussi le malade était-il obligé d'aller les chercher et de les ramener avec le doigt dans la cavité buccale. La commissure labiale du côté affecté était abaissée, l'action de siffler ou de souffler était impossible, aussitôt la salive s'écoulait involontairement au dehors. On ne pouvait obtenir du sujet qu'il articulât d'une manière satisfaisante les consonnes labiales et les voyelles dont la prononciation exige le resserrement des lèvres. La narine gauche restait immobile pendant les mouvements respiratoires; le bout du nez était légèrement porté vers la droite. La pointe de la langue se portait en bas, sans qu'il fût possible au malade de la ramener dans une direction opposée. Le contraste entre l'expression des deux moitiés du visage était évident, surtout dans l'acte du rire; du côté sain, les muscles entraient en mouvement, les traits s'épanouissaient, tandis que l'autre moitié de la figure était dans l'immobilité complète. Malgré tous ces symptômes de paralysie musculaire, la sensibilité ne présentait pas de modification; les sens de la vue, de l'ouïe, de l'odorat, fonctionnaient régulièrement; la nutrition s'exécutait parfaitement. Il y avait donc paralysie partielle du mouvement avec conservation de la sensibilité. Là où siégeait l'immobilité, on ne constatait aucune douleur spontanée; seulement la pression déterminait une douleur vague, légère au-dessous de l'orbite gauche, au point d'émergence du nerf sous-orbitaire et au niveau du trou mentonnier.

Dans ce cas il s'agissait, à n'en pas douter, d'une hémiplégie faciale; mais était-ce une hémiplégie semblable à celle que l'on observe à la suite d'une attaque d'apoplexie? Évidemment non. En effet, dans l'hémiplégie faciale de cause cérébrale, la paralysie n'est jamais limitée au visage, les membres sont plus ou moins atteints; de plus, la paupière tend à s'abaisser et à couvrir le globe oculaire. Lorsque l'hémiplégie succède à l'apoplexie, la sensibilité est rarement intacte, et il y a simultanément lésion des deux fonctions du système nerveux. La distinction que nous cherchons à établir est très-importante au point de vue du pronostic. L'hémiplégie cérébrale est une maladie très-grave qui tend fatalement à la récidive, et finit par produire des désordres sérieux. Rien de pareil chez notre malade ; il s'agissait, au contraire, d'une maladie légère, facilement accessible aux ressources de la thérapeutique. L'examen attentif des symptômes révélait une lésion particulière de la face, portant seulement sur les muscles superficiels que Ch. Bell a improprement appelés muscles respirateurs ; le mouvement avait cessé dans les couches charnues placées sous la peau, et qui, par leur contraction, concourent à l'expression du visage. Les fonctions des muscles profonds étaient conservées, car notre malade mangeait sans difficulté.

La paralysie dont nous venons de rapporter l'histoire provenait de ce que le nerf facial avait cessé de communiquer l'incitation motrice aux muscles placés sous sa dépendance.

Il n'est douteux pour personne que le nerf facial est principalement moteur, ainsi que l'attestent une foule de preuves anatomiques, physiologiques et pathologiques. Quand une action mécanique quelconque s'exerce sur lui, lorsque ce nerf est coupé ou comprimé par une tumeur, altéré par une maladie de l'oreille interne, les phénomènes qui se produisent ressemblent à ceux que nous avons rapportés. Ne voit-on pas encore le relâchement des muscles succéder à la section de ce nerf pratiquée sur un animal vivant. Après l'opération, il est facile, en excitant le bout périphérique, de prouver que le nerf facial est presque exclusivement destiné aux muscles sous-cutanés de la face. Le peu de sensibilité dont jouit le nerf facial est dû, selon toute apparence, surtout à son anastomose avec la cinquième paire dans l'aqueduc de Fallope.

Si nous jetons un coup d'œil sur les causes capables de donner naissance à la paraysie bornée aux muscles innervés par le nerf facial, nous verrons qu'elles sont multiples et que leur mode d'action est variable. Ces causes peuvent être organiques, mécaniques ou dynamiques ; on peut aussi les distinguer en hygiéniques et pathologiques. A quel ordre appartenait celle à laquelle notre malade a été soumis ? Nous devons tout d'abord écarter l'idée d'une cause mécanique ou organique : on ne pouvait pas invoquer l'influence du traumatisme sur la région parotidienne; du côté affecté, il n'existait aucune altération de l'oreille interne ou du conduit auditif (lésion du rocher, inflammation, tumeur des parties molles, etc.); ce qui le prouvait, c'est que l'ouïe était intacte, et que l'oreille n'était le siége d'aucune douleur.

La clinique a démontré qu'il n'est pas toujours nécessaire qu'un nerf soit comprimé, atteint organiquement, pour que ses fonctions soient détruites ou troublées; il suffit, plus d'une fois, que sa vitalité soit modifiée par une cause que n'altère en rien la texture des cordons nerveux; telle serait l'influence d'un état morbide comme la syphilis, les dartres, etc. A part ces causes, dont l'effet se produit assez lentement, il en est d'autres qui donnent lieu au même trouble fonctionnel dans un espace de temps très-limité; nous voulons parler des causes météorologiques (froid, chaleur, électricité), et ce sont précisément celles-ci qui amènent le plus souvent la paralysie du nerf facial. Elles peuvent bien avoir agi chez notre malade, soumis par sa profession à l'intempérie des saisons et héréditairement disposé à l'affection rhumatismale, circonstance dont il aurait fallu tenir compte à propos du traitement aussi bien que de la syphilis et de la manifestation herpétique antérieure.

OBSERVATION II.

Lésion partielle de la sensibilité du côté gauche de la face. — Névralgie du nerf
de la cinquième paire.

Au nᵒ 8 de la salle Sainte-Marie est couchée une femme âgée de 60 ans, d'un tempérament lymphatique nerveux, d'une bonne constitution. Cette femme, issue de parents qui sont morts à un âge très-avancé, ne présente rien du côté de l'hérédité; elle a joui jusqu'à ce jour d'une bonne santé; dans ses antécédents, pas de maladie antérieure autre que des furoncles à plusieurs reprises et un engorgement des ganglions cervicaux terminé par suppuration, on en voit encore les cicatrices sur les côtés du cou. La perte successive, et dans un court espace de temps, de plusieurs membres de sa famille, a porté de violentes atteintes à son moral; elle dit elle-même avoir éprouvé de longs et profonds chagrins. Il y a six ans environ, elle éprouva pour la première fois, au côté gauche de la face, une douleur vive, lancinante, qui dura pendant trois mois ; au bout de ce temps, elle disparut et semblait ne devoir plus revenir, lorsqu'un an après la malade fut reprise brusquement ; on crut à l'existence d'une névralgie dentaire. C'est pour cela que l'on fit sur les gencives des applications d'huile de càde qui augmentèrent la douleur. La douleur ayant reparu pour la troisième fois au commencement du mois d'avril dernier, cette femme se décida à entrer à l'hôpital Saint-Éloi, où nous l'avons examinée le 10 avril.

Voici quel était son état à ce moment : elle se plaignait d'une douleur vive, lancinante, intermittente, siégeant sur différents points du crâne et de la face ; ainsi, à la bosse pariétale gauche et du même côté à la région temporale, au-dessous de l'orbite, au menton et à la voûte palatine. Cette douleur, fixe dans les points que nous venons d'indiquer, s'exaspérait par le contact, par une légère pression, par la parole ; il n'y avait rien de changé dans l'aspect du visage, sa coloration et sa température n'offraient rien de particulier ; les mouvements de sa couche musculaire étaient parfaitement conservés, l'expression de la physionomie n'était pas altérée, les mouvements de mastication s'exécutaient avec la même liberté, seulement, pendant leur durée, la douleur se montrait avec plus d'intensité. Aucune modification à noter du côté des organes des sens, aucun trouble des principales fonctions de l'économie.

Notre malade ne présentait donc qu'une douleur assez intense, intermittente, plus forte la nuit que le jour ; cette douleur occupait sur la moitié gauche du crâne et de la face plusieurs points fixes et distincts que nous avons déjà énumérés. Si l'on fait attention au siége de la douleur, on peut facilement se convaincre que les points douloureux correspondent exactement aux points occupés par les branches superficielles du nerf trifacial, chargé, comme nous l'avons vu, de communiquer la sensibilité à la face ; dans ce cas, la maladie était donc constituée par une altération des fonctions de la cinquième paire, il y avait névralgie du trifacial.

Le traitement fut dirigé en conséquence. Notre malade avait été soumise, avant son entrée à l'hôpital, à l'usage des narcotiques et surtout de l'atropine ; la solution de cette substance avait été à plusieurs reprises injectée dans le tissu cellulaire sous-cutané, mais leurs bons effets ne furent appréciables qu'au début. A l'Hôtel-Dieu Saint-Éloi, on lui prescrivit le fer à haute dose, des bains de vapeur, des purgatifs et des vésicatoires. Sous l'influence de ces agents, l'amélioration ne se fit pas longtemps attendre ; la douleur perdit peu à peu de son intensité ; bientôt elle ne se réveilla plus que pendant les mouvements de mastication et à la pression d'un des foyers signalés plus haut ; enfin, elle cessa tout à fait et la malade a pu sortir de l'hôpital.

Les deux faits qui précèdent, analysés et comparés avec soin, ont fourni à M. le professeur Dupré le texte de leçons pleines d'intérêt que nous chercherions à reproduire, si nous n'étions arrêté par la crainte de ne pouvoir renfermer dans le cadre relativement étroit d'une thèse inaugurale, tous les dé·tails que comporterait une étude aussi vaste que celle de la paralysie de la septième paire et la névralgie de la cinquième. Il nous semble préférable de choisir seulement une partie de cette intéressante question, et nous donnerons la préférence à la névralgie faciale, parce que, pendant le long séjour qu'a fait, à l'hôpital Saint-Éloi, la femme dont nous avons rapporté l'histoire, il nous a été facile d'étudier chacun des phénomènes qui l'expriment. Puissent nos efforts donner à nos Maîtres la preuve que nous avons mis à profit leurs utiles enseignements !

Avant d'aborder cette étude, il est indispensable d'entrer dans quelques considérations anatomiques et physiologiques, sans la connaissance desquelles on ne peut se rendre compte des symptômes de la névralgie faciale, de leur marche, de leur nature..., etc.

Le nerf trifacial ou trijumeau, qui constitue la cinquième paire de nerfs crâniens, offre à son origine beaucoup d'analogie avec les nerfs rachidiens ; il naît sur les côtés de la protubérance annulaire, au point où ses fibres transversales prennent le nom de pédoncules cérebelleux moyens, par deux racines inégales : l'une petite et l'autre beaucoup plus volumineuse ; celle-ci, semblable aux racines postérieures des nerfs rachidiens, présente peu après son origine un renflement connu sous le nom de ganglion de Gasser. Un peu au-dessous de ce renflement, ce tronc ne tarde pas à se diviser en trois branches : 1º une supérieure qui pénètre dans l'orbite par la fente sphénoïdale, c'est la branche ophthalmique de Willis ; 2º une moyenne qui sort du crâne par le trou grand rond, c'est le nerf maxillaire supérieur ; 3º une inférieure qui, après s'être unie à la petite racine, passe par le trou ovale, c'est le nerf maxillaire inférieur.

1° La branche ophthalmique de Willis se divise en trois rameaux : un externe (nerf lacrymal) ; un interne (nerf nasal) ; un moyen (nerf frontal).

Le nerf lacrymal, après avoir traversé la glande qui sécrète les larmes, se termine par deux filets cutanés : l'un palpébral longe le bord inférieur de la paupière, l'autre temporal se distribue à la peau de la région antérieure de la tempe.

Le nerf nasal, arrivé à l'ouverture de l'orbite, se divise en nasal externe, dont les filets se perdent dans la peau du nez, du sourcil et de la paupière inférieure, et en nasal interne ou ethmoïdal, destiné à la muqueuse de la cloison des fosses nasales, aux méats et aux cornets.

Le nerf frontal, qui semble continuer la branche ophthalmique, se divise en frontal externe et frontal interne. Le premier passe par le trou sus-orbitaire, se divise aussitôt en filets ascendants destinés à la peau du front, à la partie antérieure du cuir chevelu, et en filets descendants ou palpébraux. Le frontal interne s'échappe de l'orbite entre le trou sus-orbitaire et la poulie du grand oblique ; il se termine en filaments très-déliés dans la peau de la région frontale moyenne, de la racine du nez et dans la muqueuse des sinus frontaux. En un mot, la branche ophthalmique de Willis donne la sensibilité à la conjonctive, à la muqueuse nasale et à ses sinus, au tégument du front jusques à la partie supérieure de la tête, à la paupière supérieure, à la peau de la racine du nez.

2° Le nerf maxillaire supérieur, à sa sortie du trou grand rond, traverse la fente sphéno-maxillaire, le canal sous-orbitaire, et vient s'épanouir dans la joue. Les rameaux qu'il fournit sont, dans l'ordre de leur origine : le rameau orbitaire ou lacrymo-temporal qui pénètre dans l'orbite, dont il longe la paroi inférieure, et se divise en filets ténus qui vont à la glande lacrymale, à la peau de la région malaire et aux fibres antérieures du muscle temporal. Immédiatement après, le nerf maxillaire supérieur donne plusieurs rameaux divergents, qui sont : les trois nerfs palatins , les nerfs sphéno-palatins et le nerf vidien. A leur point d'émergence est un renflement connu sous le nom de ganglion de Meckel ou ganglion sphéno-palatin. Les nerfs palatins, au nombre de trois, font suite au ganglion précédent ; ce sont : le nerf palatin antérieur, ou grand nerf palatin, qui parcourt le conduit palatin postérieur et se termine à la voûte palatine. Le nerf palatin postérieur s'engage dans un conduit particulier, duquel il sort pour se porter à la muqueuse nasale du voile du palais. Le petit nerf palatin, contenu dans un conduit particulier, va se distribuer au tégument muqueux du voile du palais et à la couche glanduleuse subjacente. Les nerfs sphéno-palatins, ou nasaux postérieurs, pénètrent en passant par le trou sphéno-palatin dans les fosses nasales, où ils se divisent en un grand nombre de rameaux destinés à la cloison et à la paroi externe des fosses nasales. Le nerf vidien ou ptérygoïdien, qui peut être considéré comme faisant communiquer le ganglion de Meckel, le nerf facial et le ganglion cervical supérieur du grand sympathique, pénètre dans le canal vidien ou ptérygoïdien, à la suite duquel il traverse la substance cartilagineuse du trou déchiré antérieur ; il donne le rameau carotidien qui pénètre dans le canal de ce nom , suit l'artère carotide et concourt à la formation du plexus carotidien. Le grand nerf pétreux superficiel s'engage entre le temporal et le sphénoïde ; parvenu dans le crâne, il glisse sous la dure-mère dans une gouttière de la face supérieure du rocher, passe dans l'hiatus de Fallope et s'anastomose avec le nerf facial. Au moment où le nerf maxillaire supérieur va s'engager dans le conduit sous-orbitaire, il donne naissance aux nerfs alvéolo-dentaires postérieurs, au nombre de deux et quelquefois de trois, qui s'appliquent d'abord contre la tubérosité maxillaire, donnent quelques filets aux gencives et à la muqueuse buccale, après quoi ils pénètrent dans les canalicules de cette tubérosité, s'anastomosent entre eux et donnent un filet à chaque racine des grosses et des petites molaires. Dans le canal sous-orbitaire, le nerf maxillaire supérieur donne le nerf alvéolo-dentaire antérieur, cordon volumineux qui passe dans l'épaisseur de l'os maxillaire supérieur, contourne l'ouverture antérieure des fosses nasales et s'épanouit en se distribuant aux incisives, à la canine et à la première molaire. A la sortie du canal sous-orbitaire, le nerf maxillaire supérieur se divise en un grand nombre de filaments, les uns ascendants ou palpébraux qui vont à la peau et à la muqueuse de la paupière inférieure; les autres internes ou nasaux pour le tégument du nez; d'autres descendants ou labiaux qui gagnent la lèvre supérieure, s'entre-croisent sans s'anastomoser avec les filets correspondants du nerf facial et se perdent dans la peau, la muqueuse et les glandules de la lèvre supérieure.

3º La branche maxillaire inférieure, la plus volumineuse des trois, reçoit la racine non ganglionnaire de la sixième paire. Cette branche, après sa sortie du crâne par le trou ovale, pénètre dans la fosse zygomatique, où elle se divise en cinq rameaux collatéraux et deux terminaux. Les nerfs collatéraux sont : le nerf temporal profond qui se ramifie dans le muscle temporal ; le nerf massétérin destiné au muscle masséter ; le nerf buccal ou bucco-labial qui donne quelques filets au muscle ptérygoïdien externe, au muscle temporal dont il traverse quelquefois les insertions inférieures et vient s'épanouir à la surface du buccinateur en rameaux divergents qui se perdent dans la peau, quelques-uns traversent les fibres du buccinateur et pénètrent la muqueuse buccale ; le nerf du muscle ptérygoïdien interne ; le nerf auriculo-temporal qui se dirige en arrière et se divise derrière le col du condyle de la mâchoire inférieure en branche temporale et branche auriculaire. La première, devenue sous-cutanée, se divise en plusieurs filets que l'on peut suivre jusqu'à la partie la plus élevée de la fosse temporale ; en outre, elle fournit plusieurs ramuscules à l'articulation temporo-maxillaire, au conduit auditif et au pavillon de l'oreille ; la branche auriculaire va se distribuer à la face externe de l'oreille et s'anastomose par d'autres filets avec le plexus cervical.

Les rameaux terminaux du nerf maxillaire inférieur sont : le nerf lingual et le nerf dentaire inférieur. Le nerf lingual, dont nous n'avons pas besoin de décrire ni le trajet ni la distribution précise, fournit à la langue un grand nombre de filets que l'on peut suivre jusqu'aux papilles de cet organe. Le nerf dentaire inférieur parcourt le canal dentaire de l'os maxillaire inférieur dans toute son étendue ; pendant ce trajet, il fournit à chaque racine des grosses et des petites molaires.

Au niveau du trou mentonnier, il se divise en deux rameaux : le dentaire incisif, filet grêle qui fournit à la canine et aux deux incisives correspondantes le rameau mentonnier qui sort par le trou de ce nom. Ses rameaux divergents croisent ceux du nerf facial sans s'unir avec eux , ils sont pour la muqueuse , la peau et la couche glanduleuse de la lèvre inférieure.

On peut résumer en quelques mots ce qui est relatif aux deux nerfs maxillaires supérieur et inférieur, en disant que le premier donne la sensibilité à la muqueuse nasale , à la partie supérieure du voile du palais , à la voûte palatine , aux gencives , aux dents , à la paupière inférieure , à la partie inférieure du nez, aux joues jusqu'aux lèvres. Le nerf maxillaire inférieur fournit des rameaux sensibles à la peau des tempes , à une partie du pavillon de l'oreille , à la partie inférieure du visage , à la lèvre inférieure , au plancher de la bouche et aux deux tiers antérieurs de la langue. De plus , les fibres motrices qui lui viennent de la petite racine de la cinquième paire donnent le mouvement à un groupe de muscles qui agissent pendant la mastication ; ce sont : les muscles temporaux , masséters , ptérygoïdiens externes et internes, tenseurs du voile du palais et même les digastriques et les mylo-hyoïdiens.

La description qui précède , malgré sa longueur , est sans doute encore bien incomplète ; mais n'est-elle pas suffisante pour faire connaître la direction que suivent les principales branches de la cinquième paire , leur mode de terminaison et partant leur rôle physiologique ? Nous verrons bientôt quelles lumières elle fournit au médecin dans l'étude de la douleur, qui est le symptôme principal de la maladie dont nous allons essayer d'esquisser les traits.

DÉFINITION. — HISTORIQUE.

La névralgie trifaciale est une maladie caractérisée par une douleur très-vive, continue, ou bien intermittente, périodique même, ayant pour siége une ou plusieurs des branches du nerf de la cinquième paire. Cette douleur ne s'accompagne d'aucune lésion matérielle appréciable.

Les phénomènes par lesquels se révèle la névralgie trifaciale sont si bien

caractérisés, qu'il semble impossible que cette maladie n'ait pas fixé l'attention des premiers observateurs. Cependant, on retrouve à peine dans leurs
écrits quelques passages qui paraissent se rapporter à sa description. Il est
aisé de voir que les anciens ne distinguaient pas entre elles les diverses
affections douloureuses d'une même région du corps ; ils confondaient la cé-
phalée, l'odontalgie et la maladie dont nous nous occupons. Le vague et l'in-
suffisance de leurs descriptions n'ont rien qui étonne si l'on n'oublie pas que
les connaissances anatomiques précises, si nécessaires à l'intelligence des
phénomènes névralgiques, leur faisaient complètement défaut.

Malgré les patientes recherches des médecins modernes, il reste encore
à démontrer que le Père de la médecine ait eu spécialement en vue la névralgie
trifaciale, lorsque, dans un passage cité par tout le monde [1], il parle d'une
maladie intermittente dont les paroxysmes débuteraient par une sensation
d'éclairs à l'œil droit, suivie bientôt d'une douleur s'irradiant à la tempe, à la
tête et au cou. Là se borne la ressemblance. Les autres symptômes sont tout
à fait différents. Valleix a signalé un autre passage des livres hippocratiques [2],
dans lequel il est question d'une douleur vive gagnant les différentes parties
de la tête et occasionnant des troubles notables sans donner lieu à la moindre
fièvre. Celse a-t-il eu en vue les douleurs névralgiques de la face lorsque, dans
le tableau qu'il donne des différentes douleurs de tête, il dit : « *Hique omnes
dolores modo in febre, modo sine hac sunt ; modo in toto capite, modo in
parte interdum sic, ut oris quoque proximam partem excruciant* [3]. » Cette indication est beaucoup trop vague pour autoriser une pareille affirmation.

Arétée est, parmi les auteurs anciens, le seul qui ait fait mention de la
maladie que nous étudions, en termes clairs et précis.

Le tableau auquel nous faisons allusion, comme d'ailleurs tous ceux qu'il
nous a laissés, est frappant de vérité :

« Dolor, dit-il, modo est in toto capite, modo in dextra magis, modo in sinis-
tra, modo circa frontem, aut sinciput : hæcque eodem die incerte et erratice

---

[1] Épid., liv. V.
[2] Des maladies, liv. II.
[3] *De medicina*, lib. quartus, cap. II, édit. de l'Encyclopédie des sciences médicales, pag. 138.

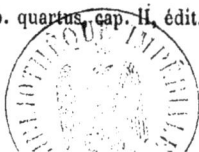

3

fieri solent. Quidam dextra tantum parte dolent , quidam læva : qua tempus vel auris , vel supercilium unum , vel oculus ad medium usque terminatur, vel qua nasus in æquas partes dividit : ultra quem terminum dolor non progreditur dimidium tantum capitis occupans. Id vitium solum heterocrania dicitur, haud leve malum : quamvis intermittit, quamvis exiguum esse prima specie videtur ; nam si acute interdum impetum faciat, fœda atque atrocia detrimenta affert [1]....»

Les descriptions données par les successeurs du médecin de Cappadoce sont loin de présenter la même clarté et ne montrent pas de mention spéciale. Il faut arriver au xviie siècle pour trouver quelque notion assez exacte. Strœbelberger, Laurent Bausch et Daniel Ludwig publièrent des observations pleines d'intérêt. Dans le siècle suivant , André , chirurgien de Versailles , fit les premières recherches vraiment scientifiques sur cette matière. Dans un travail publié en 1756 [2], il décrivit sous le nom de tic douloureux une maladie caractérisée par « une douleur plus ou moins vive, et par des grimaces hideuses qui mettent un obstacle invincible à la réception des aliments , qui éloignent le sommeil , interceptent et lient souvent l'usage de la parole , donnent lieu à des agitations qui, bien que vagues et périodiques en elles-mêmes, sont néanmoins si fréquentes qu'elles se font sentir plusieurs fois dans un jour, dans une heure, sont sans relâche quelquefois et se renouvellent à chaque minute. »

Bientôt après , l'exemple d'André fut suivi en Angleterre par Fothergill. Ce médecin regarda , on ne sait trop pourquoi , la maladie comme étant de nature cancéreuse. Vinrent ensuite Reil et Ploucquet qui créèrent la dénomination de *prosopalgia nervosa*.

Sauvages décrivit dans sa *Nosologie méthodique* l'affection qui nous occupe, sous le nom de *trismus dolorificus*. Après lui , André et Thouret surtout, firent part du résultat de leurs recherches ; pour ce dernier, la nature de la maladie est inconnue, il la considère comme purement douloureuse et comme par-

---

[1] *De causis et signis diuturnorum morborum*, lib. I , cap. II. — *De cephalœa*, édit. de Lausanne, 1786, pag. 54.
[2] Observat. pratiques sur les maladies de l'urèthre et sur plusieurs faits convulsifs. Paris.

ticulière au plexus nerveux de la face auquel on a donné le nom de patte d'oie.
« Le siége le plus ordinaire du mal, dit-il, est sur le côté du nez, immédiatement au-dessous de l'os de la pommette, à l'endroit où une branche
principale du nerf maxillaire supérieur sort du canal sous-orbitaire. »
(Mémoires de la Société royale de Médecine, 1782-83.)

En 1787, Pujol (de Castres), résumant tous les faits épars dans la science,
donna la première monographie qui ait paru sur ce sujet [1]. Peu de temps
après, Chaussier substitua à la dénomination de tic douloureux celle de
névralgie faciale, qui a été acceptée depuis. La description qu'il donne, beaucoup plus claire que toutes celles de ses prédécesseurs, est très-complète sous
le rapport symptomatologique [2]. Elle se ressent beaucoup des progrès réalisés
par les connaissances anatomiques; ainsi, son auteur distingue la névralgie
frontale, la névralgie sous-orbitaire, la névralgie maxillaire, et dans une note
il admet l'existence de la névralgie du nerf de la septième paire. Les recherches
de Ch. Bell sur les fonctions du système nerveux contribuèrent beaucoup
à la détermination exacte du siége de la maladie, et jetèrent une vive lumière
sur plusieurs points de son histoire. Ainsi, on vit se succéder une foule de
publications; des observations nombreuses parurent dans les journaux pé·
riodiques et, de progrès en progrès, l'étude de cette question si intéressante
fut portée au degré où nous la trouvons aujourd'hui. Il serait bien long d'é-
numérer tous les travaux qui ont contribué à l'élucidation et à la solution du
problème; nous nous bornerons à rappeler, en terminant, les noms des prin-
cipaux auteurs qui ont écrit sur la névralgie de la face depuis le commence·
ment du siècle actuel. Ce sont : Méglin, qui a donné son nom à une méthode de
traitement [3]; Bellingeri, dont la monographie est citée partout avec les plus
grands éloges [4]; M. Dezeimeris, auteur, sous le pseudonyme de Hallidey, d'une
compilation très-utile à consulter pour tout ce qui concerne la thérapeutique

[1] Essai sur la maladie de la face nommée *tic douloureux*. Paris, 1787, in-12.
[2] Table synoptique de névralgie. Paris, an XI.
[3] Recherches et observations sur la névralgie faciale. Strasbourg, 1816.
[4] *De nervis et nevralgia faciei*. Turin, 1818.

et la bibliographie [1]; M. Chapannière, dont l'excellente thèse contient un exposé très-complet des circonstances sous l'influence desquelles peut se développer la maladie [2] ; P. Bérard [3], Valleix [4], qui ont réuni et fécondé de leurs propres recherches tout ce qui avait paru avant eux ; enfin, M. Sandras et quelques auteurs à qui la science est redevable de bons articles consignés dans leurs Traités de pathologie interne.

SYMPTOMATOLOGIE.

La douleur est le symptôme dominant, essentiel de la névralgie de la face ; c'est elle qui sert à caractériser la maladie, ainsi que l'attestent les dénominations diverses qu'elle a reçues. On la trouve désignée sous les noms de tic douloureux [5], *trismus dolorificus* [6], névralgie faciale [7], névralgie de la face [8].

La modification de la sensibilité dont nous parlons mérite d'être étudiée dans son mode de développement, son intensité, ses caractères, son type, son siége, etc., etc.

Le début est souvent signalé par des phénomènes prodromiques consistant en troubles appréciables de la sensibilité tégumentaire, des fonctions sensoriales et des sécrétions. C'est une étincelle dans l'œil, une odeur plus ou moins désagréable qui incommode et fatigue le sujet ; c'est une sensation de prurit, de démangeaison, de tension à la peau, symptômes accusés ordinairement dans un des points de la face en rapport avec quelque rameau de la cinquième paire. Les points de départ les plus habituels sont les trous mentonnier, sus-orbitaire et sous-orbitaire ; puis, au bout de quelques heures ou de quel-

---

[1] Considérations pratiques sur les névralgies de la face. Paris, 1832.
[2] Essai sur le siége et les causes de la névralgie de la face. Paris, 1832.
[3] Dictionnaire de médecine, tom. XII.
[4] Traité des névralgies. Paris, 1841.
[5] André ; *Prosopalgia nervosa*. — Ploucquet, Swédiaur.
[6] Sauvages ; *Ophthalmodynia periodica*. (Plenck.)
[7] Chaussier.
[8] Dezeimeris.

q ues jours, la névralgie se présente avec tous ses caractères. Dans plusieurs cas, la maladie se déclare brusquement, le sujet accuse tout à coup des douleurs vives envahissant les diverses branches nerveuses avec une rapidité telle qu'il lui est impossible d'indiquer le point où elles ont commencé.

Une fois que la maladie est constituée, la douleur ne se présente pas constamment avec la même intensité; ainsi, quelquefois elle est vague, mal accusée, convulsive, s'exaspérant un peu pendant les mouvements de mastication et à la pression exercée à son niveau. Le plus souvent cependant sa violence est plus grande et cause des souffrances atroces : c'est, dit Bérard, une douleur vive, déchirante, lancinante, brûlante, pongitive, tensive; c'est un sentiment de pulsation, d'élancement, de torsion et d'arrachement; c'est une douleur aiguë et poignante; c'est une sensation cruelle qui ne laisse pas la faculté de dire un mot, ni même d'ouvrir la bouche; c'est un sentiment de brûlure, de dilacération ou de perforation; c'est une douleur qui arrache des cris qui ressemblent à ceux de l'agonie : «æger desperandus horrendos edit ejulatus. » Il semble à l'un que la boîte crânienne se fende dans un douloureux effort; à l'autre qu'on lui enfonce un coin à coups isochrones aux pulsations de ses artères. Celui-ci court jour et nuit comme un insensé et un furieux; cet autre mord avec rage les oreillers de son lit, jusqu'à ce qu'il s'assoupisse épuisé de fatigues et de douleurs : « Anxietate doloreque discruciata, stragula de pec- » tore removebat et in lectulo devolvebatur, et pulvinaria mordebat donec » dolore stupefacta et delassata sopore corripiebatur [1]. »

Chez le même individu, les phénomènes névralgiques ne se tiennent pas constamment au même degré, il y a des alternatives de rémission et d'exacerbation faciles à constater. Pendant les moments d'intermission, dont la durée et le retour présentent de nombreuses variations, la douleur est simplement gravative, elle est supportable ; tout à coup sa violence s'accroît, le sujet est dans un état d'agitation extrême produit par la sensation désagréable qu'il éprouve, sensation comparée par les uns à des élancements, des éclairs, des picotements, des tiraillements douloureux; d'autres, au contraire, l'assimilent à des pulsations, à une piqûre, à une brûlure, etc. Ces paroxysmes, dont la

---

[1] Observation rapportée par Weisse. (Dict. de médec., tom. XII, pag. 569.)

répétition n'a rien de régulier, se manifestent souvent d'une manière spontanée ou du moins sans cause appréciable ; d'autres fois ils succèdent à une pression légère, à un choc reçu sur le visage, aux mouvements nécessités par la mastication ou la déglutition. Dans les cas où la névralgie faciale est l'acte morbide par lequel se traduit une affection intermittente larvée, les symptômes se reproduisent périodiquement, et cessent souvent d'une manière complète dans l'intervalle des accès. Casimir Medicus, Werloff, Morton, Nepple et tous les médecins qui ont exercé dans les pays soumis à l'endémie paludéenne, en ont cité des exemples. La considération seule du type est alors du plus grand secours pour arriver promptement à la connaissance des indications à remplir.

Pour ce qui est du siége de la douleur, on peut dire que, bornée à une moitié du visage, les points précis où elle se manifeste varient suivant que la névralgie porte isolément sur tel ou tel rameau nerveux de la cinquième paire ou qu'elle les envahit tous simultanément.

Si la branche ophthalmique du trijumeau est seule atteinte, une douleur variable se fait sentir dans la profondeur de l'orbite ; l'œil est plus sensible à la lumière et devient le siége d'une sensation d'arrachement, de compression incommodes. Du côté de la conjonctive oculaire ou palpébrale, il y a, tantôt de la rougeur et de la sécheresse, tantôt une sécrétion plus abondante de larmes âcres et irritantes. Les phénomènes d'hyperesthésie ne restent pas bornés à la cavité orbitaire ; presque toujours ils s'irradient et se font sentir du côté du sourcil, du nez et des gencives. De toutes les divisions de la branche ophthalmique, celle qui est le plus souvent envahie est le rameau frontal externe ou sus-orbitaire. On voit alors la douleur partant du trou sus-orbitaire se propager au front, au sourcil, aux paupières, à tout le côté correspondant du crâne. La sensibilité du cuir chevelu est quelquefois telle, qu'il suffit de toucher légèrement un cheveu pour arracher des cris au malade. Bellingeri a vu un cas de névralgie sus-orbitaire gauche dans lequel les cheveux devinrent plus hérissés, plus épars et prirent un accroissement plus rapide dans toute la partie antérieure du côté malade. La guérison ayant été obtenue par l'incision et la cautérisation consécutive du nerf, les cheveux reprirent leur accroissement normal. Le même auteur constate la chute des cheveux du côté malade.

Lorsque l'affection porte sur le nerf maxillaire supérieur, les symptômes varient avec la branche intéressée. Ainsi, dans les cas où la névralgie est bornée au nerf sous-orbitaire, on constate à son point d'émergence, à la base de l'orbite, une douleur vive s'irradiant à la paupière inférieure, à l'angle interne de l'œil, à la joue, à l'aile du nez. Si le nerf dentaire postérieur est seul modifié dans sa sensibilité, la douleur est rapportée au sinus maxillaire, à la voûte palatine, au voile du palais, à la luette, à la base de la langue, aux gencives ; quelquefois elle simule l'odontalgie et donne lieu à des erreurs de diagnostic et de traitement : ainsi, on l'a vue persister avec opiniâtreté, malgré l'extraction des dents et malgré l'emploi de moyens énergiques propres à calmer les douleurs dentaires.

La névralgie du nerf maxillaire inférieur, troisième branche du trijumeau, est caractérisée par une douleur siégeant exclusivement dans la portion du nerf dentaire inférieur que loge le canal osseux de la mâchoire inférieure, et dans la houpe nerveuse qui sort par le trou mentonnier. Cet orifice est le point de départ des douleurs, qui de là se portent dans le canal osseux ; souvent les dents, la partie moyenne de la lèvre inférieure, le menton, les téguments situés au devant de l'oreille, ressentent de vifs élancements. Les souffrances du malade s'exaspèrent lorsqu'on exerce une pression au niveau du trou mentonnier ; plus d'une fois il suffit, pour les reproduire, de l'action de mâcher, du contact d'un corps chaud ou froid sur les lèvres, les gencives, les dents, et même du simple mouvement des lèvres.

Il est très-rare que les divers points dont nous venons de parler soient affectés isolément. Dans la majorité des cas, la douleur, très-prononcée sur un ou plusieurs d'entre eux, s'irradie plus ou moins loin dans des directions diverses, mais plus souvent en suivant le trajet des nerfs. Il est aussi très-exceptionnel de voir l'affection douloureuse occuper simultanément et avec la même intensité toutes les ramifications du trijumeau.

A part la douleur, la face n'est le siége d'aucun autre symptôme important à signaler ; seulement, lorsque la maladie est intense, et surtout au moment du paroxysme, les muscles du côté malade se contractent de manière à donner au visage une expression désagréable et un aspect grimaçant ; mais il est bien démontré que la distension du nez, de la bouche, la contraction des sourcils, l'occlusion des paupières, la déviation de la commissure labiale , l'abaissement ou l'élévation forcée de la mâchoire inférieure, les mouvements désordonnés des yeux, ne dépendent pas d'un état convulsif des couches musculaires ; tous ces symptômes sont déterminés par l'excès de la douleur, et ne doivent être considérés que comme un épiphénomène n'ayant de valeur que pour faire juger de l'intensité du mal. Sur la physionomie du patient se reflètent les souffrances qu'il éprouve : lorsqu'elles sont très-aiguës, sa face est morne et crispée, son œil immobile et hagard ; il s'abstient de parler et de prendre des aliments , dans la crainte d'exaspérer ses douleurs. La face est tantôt rouge, turgescente ; elle est le point vers lequel aboutissent tous les mouvements fluxionnaires ; il y a quelquefois une congestion évidente ; les vaisseaux capillaires sont engorgés et se présentent sous forme de stries rouges au front, au nez et même aux gencives ; les artères sont plus tendues et battent avec plus d'énergie au voisinage de la névralgie ; le plus souvent cependant la face est pâle, sans gonflement sensible de la partie malade.

L'état général ne se ressent habituellement en rien des accès de névralgie : les fonctions respiratoires s'exécutent normalement, la température de la peau est normale, la fréquence du pouls n'est pas augmentée , quelquefois même ses pulsations se font avec plus de lenteur. Néanmoins, lorsque la maladie se prolonge et que ses symptômes persistent à un haut degré , la répétition des accès, l'intensité de la douleur troublent l'harmonie des fonctions les plus importantes. La nutrition languit, le corps maigrit d'une manière notable, il survient des vomissements, de la diarrhée ou une constipation opiniâtre ; l'insomnie, la tristesse, le découragement viennent ajouter à l'affaiblissement des forces. La peau est ordinairement acide, sèche et brûlante : « Vivit adhuc » vitæ pertosus homo, vigiliis nocturnis molestiisque diurnis quassus actus- » que, sic, ut aridus, et squalens toto corpore, futurum sit aliquando ut do- » loribus, salis in modum quod Plautus ait, liquescat[1]. »

---

[1] M.-Aurèle Séverin.

Comme toutes les affections nerveuses, la névralgie faciale offre dans son évolution et dans sa marche une très-grande variabilité. Nous avons vu, en commençant l'étude des symptômes, que leur début est tantôt brusque, instantané, et tantôt signalé par une période prodromique plus ou moins accusée. La maladie n'est pas plus réglée dans ses manifestations ; la douleur qui la révèle est loin de présenter la même intensité pendant tout son cours ; elle s'accroît par moments, comme il a été dit plus haut, et son exaspération donne lieu à des paroxysmes qui affectent tantôt une périodicité parfaite, et le plus souvent se montrent à des intervalles irréguliers. La durée des paroxysmes n'est pas la même dans tous les cas : quelquefois ils cessent au bout de quelques minutes ; d'autres fois, au contraire, lorsque la maladie est grave ou ancienne, ils se prolongent pendant des heures entières.

Il est impossible d'indiquer, même d'une manière approximative, la durée totale de la maladie ; les faits nombreux consignés dans les annales de la science montrent qu'elle est indéterminée. Ainsi, chez quelques individus elle cesse au bout d'une ou plusieurs heures ; chez d'autres, la guérison n'arrive qu'après un espace de temps compris entre un, deux ou trois mois ; d'autres, enfin, moins privilégiés, voient, malgré tous les traitements mis en usage, la douleur s'éterniser et acquérir plus de gravité. Lorsqu'il en est ainsi, on peut redouter une terminaison funeste, par suite des troubles qui surviennent dans la nutrition ; la mort arrive après de longues années de souffrances, précédée par un état de dépérissement progressif et par le marasme. Il est vrai de dire cependant qu'une issue funeste est très-rare, les exemples qui prouvent sa possibilité ne sont pas communs.

La terminaison la plus ordinaire est la guérison spontanée ou amenée par les agents de la thérapeutique. Dans le premier cas, les phénomènes morbides se dissipent sans qu'il se produise rien de particulier ; il y a résolution, délitescence en quelque sorte de la maladie. Quelquefois la guérison est précédée de mouvements dont le rôle critique et médicateur ne peut être mis en doute ; on l'a vue consister dans un ptyalisme, une otorrhée plus ou moins considérable, une éruption cutanée de la face, la réapparition d'un écoulement

4

normal ou pathologique supprimé avant le début de la maladie. Dans quelques
cas, la névralgie semble seulement se déplacer ; elle abandonne subitement
la face et se jette sur les nerfs d'une autre région. En voici un exemple remarquable rapporté par Fortsmann : « *Celeberrimus professor Gunther in quadam
femina hoc morbo* (névralgie faciale) *laborante, dolorem maxime pungentem
in coxa lateris affecti, protinus, in medio paroxysmo, orientem animadvertit,
adeo quidem vehementem, ut pedibus inscitendo esset impar. Eodem vero tem-
poris puncto quo in coxa oriebatur, dolor faciei subito evanuit* [1]. »

La guérison n'est pas toujours définitive ; après une première atteinte, la
névralgie trifaciale a beaucoup de tendance à se reproduire sous l'influence
des circonstances qui lui avaient donné naissance précédemment, et même
d'une cause insignifiante. Lorsque la maladie s'est reproduite à plusieurs reprises, il n'est pas rare de la voir récidiver malgré toutes les précautions pos-
sibles et sans cause appréciable ; le système nerveux semble alors avoir contracté
l'habitude de produire, à des intervalles variables, certains phénomènes morbides sur une région déterminée du corps.

Le tableau symptomatologique sera à peu près complet si nous indiquons
les phénomènes retrouvés sur le cadavre, lorsque la maladie se termine par la
mort, ce qui est rare, ou bien lorsqu'un sujet atteint de prosopalgie succombe
à une maladie intercurrente. Dans beaucoup de cas, l'anatomie pathologique
ne révèle aucune altération, les résultats qu'elle fournit sont tout à fait né-
gatifs, ainsi que le prouvent les dissections minutieuses d'Abernethy, de Bi-
chat, de Blackett, de Desault, etc. Lorsqu'il existe quelque désordre ou
quelque modification dans les parties, peut-on dire qu'ils appartiennent en
propre à la maladie, surtout en présence des résultats contradictoires obtenus
par les divers médecins ? Ainsi, quand les uns, avec M. Rousset, constatent
l'hypertrophie du nerf, d'autres, avec le docteur Thomas, en signalent l'atrophie. Quelques-uns rattachent la maladie à un épanchement de sérosité entre
le névrilème et la pulpe nerveuse, d'autres à l'inflammation du névrilème ;
mais en tenant compte des faits nombreux de névralgie sans aucune apparence

[1] Dictionnaire des sciences médicales, tom. XXXV, art. *Névralgie*, pag. 513.

de lésion dans les cordons affectés, on serait autoriser à regarder les altérations que nous venons de rappeler comme l'effet plutôt que comme la cause de la névralgie. Les cas dans lesquels on a trouvé à l'autopsie une hydropisie du cerveau (Thouret), une tumeur cancéreuse du crâne (Moutault), ou bien des altérations qui, développées dans le voisinage du tronc de la cinquième paire, avaient déterminé l'atrophie, la compression, le ramollissement, la phlegmasie du cordon nerveux (Fribant, Maréchal, Tyrrel).

Ces cas prouvent seulement que le tic douloureux, semblable aux autres affections du système nerveux, l'épilepsie par exemple, peut être exceptionnellement sous la dépendance d'une altération qui le produise et l'entretienne. L'absence des désordres matériels dans presque tous les cas, nous fait ranger de l'avis de ceux qui considèrent le tic douloureux comme une pure lésion fonctionnelle.

ÉTIOLOGIE.

Parmi les causes nombreuses que les observateurs assignent à la prosopalgie, il en est dont le mode d'action est vague ou diversement apprécié ; d'autres, au contraire, jouent un rôle plus évident et ont une puissance pathogénique incontestable. Dans l'étude qui va suivre, nous aurons à tenir compte de ces différences et à faire autant que possible la part exacte d'influence qui revient à chacune des conditions étiologiques mentionnées par les auteurs. En conséquence, nous diviserons les causes en prédisposantes et occasionnelles ou mieux provocatrices.

1º CAUSES PRÉDISPOSANTES. — Tout ce que l'on trouve dans les livres sur ce sujet se réduit à bien peu de chose ; les données que possède la science sont encore incertaines et attendent la sanction de nouveaux faits.

Pour ce qui est de l'âge, tous les auteurs à peu près s'accordent à dire que la maladie est surtout fréquente pendant la période de la vie comprise entre la vingtième et la soixantième année. On l'a bien observée encore chez de très-jeunes sujets, et plus souvent encore chez des individus avancés en âge ; mais ces cas ne se présentent pas souvent et constituent des exceptions rares.

Que penser de l'influence du sexe, lorsqu'on voit la majorité des sujets observés par Thouret, J. Franck, Bellingeri être des hommes ; tandis que Pujol
(de Castres), Fothergill, Siébold, Méglin, Hartmann, Valleix, déclarent la maladie plus fréquente chez les femmes ? Après cela, n'est-il pas logique de penser
que le sexe n'a qu'une influence douteuse ? On ne peut rien dire de précis sur
le tempérament, sinon que tous y sont à peu près également exposés ; cependant, d'après quelques médecins, les sujets d'un tempérament sanguin et surtout nerveux seraient en plus grand nombre. Quant à l'état de la constitution,
il semblerait que la faiblesse qui augmente la susceptibilité nerveuse dût figurer
parmi les circonstances prédisposantes. Valleix, qui à tous moments s'appuie
sur l'autorité bien contestable des chiffres, a recueilli des observations sur
des sujets de constitutions les plus diverses. En présence des faits cités par les
docteurs Elsaesser, Reverdit, par M. Sandras, il est naturel d'admettre la
possibilité de l'influence héréditaire : tout le monde sait que les sujets atteints
de maladies nerveuses transmettent à leurs descendants la disposition aux
mêmes affections ; la même chose a lieu pour les névralgies. Sans doute, les
enfants ne présentent pas toujours la même névralgie que leurs ascendants,
il y a transmission, non pas de la maladie elle-même, mais de la prédisposition:
ces sujets se trouvent placés dès leur naissance dans des conditions favorables
au développement de l'état pathologique. Ils sont donc d'une grande susceptibilité, d'une sensibilité exquise, d'une impressionnabilité très-grande sous
l'action des agents modificateurs.

J. Franck pense que la prosopalgie est plus souvent observée chez les individus d'une condition élevée ; Hartmann soutient le contraire. Cette dernière
opinion semblerait la plus probable, si l'on fait attention au rôle que jouent
plus d'une fois les mauvaises conditions hygiéniques, telles que l'habitation
d'un lieu humide, bas, obscur, mal aéré, l'usage d'une alimentation insuf-
fisante ou de mauvaise qualité, l'affaiblissement qui suit les travaux exigeant
une grande contention d'esprit, les veilles prolongées.

Au nombre des causes prédisposantes, nous devons ranger encore les
saisons, les climats. Il est bien établi que la névralgie de la cinquième paire
se montre de préférence au printemps et à l'automne : à ces deux époques de

l'année, la température est sujette à des variations brusques dans un court espace de temps, l'atmosphère est humide, circonstances qui favorisent le refroidissement subit de toute la surface du corps et l'éclosion des maladies qui en sont la conséquence ; ce qui le prouve encore, c'est qu'il n'est pas bien rare d'observer le tic douloureux de la face pendant les constitutions médicales qui donnent naissance aux affections catarrhales et rhumatismales.

Quant aux climats, leur action n'est pas moins évidente : tous les auteurs sont d'accord pour admettre l'influence spéciale des climats froids et humides.

CAUSES PROVOCATRICES. — En première ligne, nous placerons les impressions produites par les brusques alternatives de température. Il serait facile de citer un grand nombre de faits prouvant que la névralgie faciale reconnaît souvent pour cause l'action d'un air froid et humide sur le corps en sueur, l'exposition d'un côté de la face à un courant d'air, l'application sur la même région d'un liquide dont la température est peu élevée. Il a suffi, dans plus d'un cas, d'une violence extérieure exercée directement sur le visage, pour amener le développement des symptômes névralgiques : on les a vus succéder à une déchirure, à une piqûre, à une contusion des ligaments de la face ou du crâne. Les Éphémérides médicales de Montpellier contiennent l'observation d'un homme qui fut pris de névralgie sus-orbitaire très-intense après la guérison d'une fracture de la bosse frontale droite, produite par un coup de stylet.

Le contact réitéré des topiques irritants est une cause dont il ne faut pas méconnaître l'importance : ainsi, il n'est pas rare de voir les douleurs névralgiques de la face succéder à l'abus du cosmétique et du fard, comme on l'observe chez les artistes et chez les personnes coquettes qui ne craignent pas d'acheter, au prix de vives souffrances, une fraîcheur factice.

L'influence des causes morales ne peut être mise en doute en présence des faits observés par Bellingeri, Weinhold, J. Franck, Hutchinson ; ces médecins ont vu la maladie succéder à une vive frayeur, à de profonds chagrins. Le fait que nous avons rapporté au commencement de ce travail est une preuve de plus à l'appui de la réalité de cette dernière cause. Méglin donne l'histoire d'un homme qui fut pris subitement de névralgie de la face ; la seule circonstance dont il fut possible de la faire dépendre, était une colère extrêmement violente à laquelle cet homme s'était livré peu avant l'invasion de la maladie. Bellingeri cite deux observations, dont l'une se rapporte à un individu atteint de névralgie faciale après s'être vu arrêté par des bandits ; l'autre concerne une dame chez laquelle la douleur se manifesta à la suite d'une chute de voiture, qui cependant n'avait déterminé aucune contusion à la face.

Nous devons dire, en passant, un mot de certaines causes qui produisent les névralgies en agissant d'une manière physique sur les cordons nerveux : de ce nombre sont les maladies du sinus maxillaire, les tumeurs développées dans son intérieur, sa réplétion par du mucus, la présence de corps étrangers, la carie, la nécrose des lames osseuses qui en ferment les parois, une compression quelconque des cordons nerveux due, soit au rétrécissement des canaux qu'ils parcourent, soit à la présence d'une tumeur développée dans le voisinage ; la carie des dents, les altérations des gencives et des cavités alvéolaires produisent quelquefois les mêmes conséquences.

Comme causes provocatrices, il ne faut pas oublier de mentionner encore la répercussion d'un exanthème cutané, la suppression d'un écoulement physiologique ou pathologique, tel que la guérison intempestive d'un exutoire, la cicatrisation de plaies anciennes, l'occlusion de fistules, la suppression de la sueur des pieds, d'un flux leucorrhéïque, d'un flux hémorrhoïdal, la suppression accidentelle de l'écoulement menstruel. Valleix a sans doute exagéré le rôle de cette dernière circonstance ; car, dans les cas où la névralgie coïncide avec un trouble de la menstruation, ces deux états ne sont pas liés l'un à l'autre, comme la cause à l'effet, et se sont produits tous les deux sous la même influence pathogénique. Ainsi, pour mieux faire comprendre notre pensée, qu'il nous soit permis de supposer les deux faits suivants : une femme voit ses règles se supprimer à la suite d'un refroidissement violent, ou après l'immersion du corps dans l'eau froide ; en même temps elle présente tous les symptômes du tic douloureux. Faut-il attribuer ce phénomène à la suppression des menstrues ou au refroidissement ? La chlorose donne souvent lieu aux troubles de la menstruation ; lorsqu'une névralgie se déclare chez une femme chlorotique, il serait illogique de trouver la cause des douleurs dans le trouble de la fonction cataméniale, surtout quand on sait que la chlorose modifie profondément les fonctions du système nerveux, et donne souvent lieu à des symptômes analogues à ceux de la maladie qui fait le sujet de ce travail.

Certains états morbides présentent quelquefois au nombre de leurs manifestations une douleur plus ou moins vive siégeant sur une des branches du nerf de la cinquième paire. Il a déjà été question précédemment de l'affection paludéenne et de la chlorose, nous n'y reviendrons pas ; nous terminerons en signalant quelques états diathésiques dont le rôle, contesté par plusieurs médecins, est cependant mis hors de doute par un grand nombre de faits bien observés. Ainsi, sans admettre les théories humorales surannées et invoquées par Pujol (de Castres), on ne peut se refuser à reconnaître avec avec lui que chez quelques sujets le tic douloureux n'est dû qu'à l'existence du vice rhumatismal, goutteux, dartreux, syphilitique.

L'influence de la goutte, prouvée par les observations de Fortsmann, de Quesnel, est moins prononcée que celle du rhumatisme. Ce dernier état morbide a une action beaucoup plus évidente ; son rôle est démontré par les faits de la pratique journalière : ainsi, il est très-commun de voir la névralgie faciale être produite par les causes qui engendrent habituellement le rhumatisme ; elle se montre sur des sujets profondément entachés de ce vice, quelquefois même elle alterne avec les manifestations ordinaires de l'état rhumatismal. Enfin, comme dernière preuve, la guérison de l'affection douloureuse de la face est plus souvent obtenue avec le secours des agents qui triomphent de l'état rhumatismal. Ces motifs ne sont-ils pas suffisants pour montrer la coïncidence de cet élément diathésique ?

Pourquoi nier la nature herpétique de la maladie, lorsqu'elle remplace une éruption dartreuse, soit que celle-ci ait été rétrocédée, soit que l'affection, contrariée dans ses tendances, ait cédé à des sollicitations particulières et se soit révélée par des symptômes qui ne lui sont pas habituels ? Lorsqu'on n'est pas sourd aux enseignements de l'analyse clinique, la conduite à tenir est bien simple ; en effet, la névralgie se dissipe dès qu'on peut fixer les mouvements fluxionnaires à la surface du corps, en attendant qu'avec l'aide d'un traitement approprié on soit parvenu à combattre la modification dynamique du système vivant, c'est-à-dire l'état affectif qui la tenait sous sa dépendance.

Pour ce qui est de la syphilis, son rôle n'est pas moins évident, et il est impossible de partager l'opinion des auteurs qui admettent que l'existence de de cette cause n'est nullement fondée sur l'observation des faits. L'opinion de M. Sandras est plus en harmonie avec l'expérience clinique ; cet auteur pense que, lorsque la syphilis est constitutionnelle, elle peut alors produire non-seulement des exostoses, de manière à exciter des douleurs à formes névralgiques, mais bien de véritables névralgies qu'on pourrait dire sans matière. Le fait suivant, que nous empruntons à l'excellent ouvrage de M. Prosper Yvaren (*Des métamorphoses de la syphilis*; Paris, 1854, pag. 49), est un bel exemple de tic douloureux de nature syphilitique.

«Mme Théodore B..., devideuse de soie, âgée de 45 ans, brune et maigre, fut traitée par moi, en 1844, d'une névralgie faciale dont je méconnus la nature. En relisant l'histoire de cette maladie, je lui trouve des caractères particuliers spéciaux qui la marquent du sceau vérolique et auraient dû éloigner l'erreur qu'un grand nombre de praticiens de cette ville partagea avec moi. Sa santé avait été bonne, me dit-elle, depuis 1840. Durant l'inondation diluvienne qui couvrit alors notre cité, elle se jeta fréquemment à l'eau pour porter assistance à ses voisins.

» En décembre suivant, une fluxion lui tuméfia tout le côté droit de la tête, occupant le front, la joue, l'oreille et une partie du cou; en même temps, une tumeur de la grosseur d'une amande se développa dans l'épaisseur de la joue, incessamment pressée et irritée par le contact des dents. La dernière molaire lui paraissant, plus que les autres, irriter la tumeur, elle se fit arracher cette dent par un empirique. Le gonflement du côté droit de la face rendant l'écartement des mâchoires impossible, il fallut, pour déraciner la dent, se servir d'un levier et agir avec beaucoup de force...... La fluxion diminua très-lentement sous l'influence des sangsues, des liniments calmants et résolutifs. A Pâques 1841, les parties qui avaient été le siége de l'enflure furent affectées de si atroces douleurs, que la raison de la malade en fut altérée et qu'on se vit obligé de l'attacher dans son lit pour l'empêcher de se jeter par la fenêtre. Les douleurs partaient de la tempe droite et s'étendaient à l'oreille, au front et à la partie latérale et supérieure de la tête, sans dépasser la ligne médiane; il s'y joignait la sensation d'un froid glacial à la région latérale et supérieure droite du sinciput. Saignées, bains, sangsues, vésicatoires simples ou saupoudrés de morphine, liniments de toutes sortes, n'amenèrent aucune amélioration. L'action extérieure de la morphine irrite même la douleur.

» Cet état dure deux mois. Ce ne fut qu'à l'époque de la Fête-Dieu que la névralgie s'adoucit et devint supportable durant le jour; mais la nuit, de 11 heures à 3 heures du matin, elle reprenait son intensité première. A ce moment, Mme B.... se mit entre les mains d'un pharmacien; elle ne croit pas que la quinine lui ait été administrée.

» Durant tout l'été et tout l'automne, les souffrances furent peu considérables; elles se réveillèrent au retour de l'hiver, se reproduisant par accès nocturnes de huit jours en huit jours. En octobre 1843, une crise éclata, presque aussi violente que celle de 1841, sans cependant aller jusqu'à réduire la malade au désespoir et à la porter au suicide. En mars 1844, elle est reprise de semblables douleurs et aux mêmes points. La motilité des muscles du côté droit de la face est intacte, mais la sensibilité de la peau qui recouvre cette région est obtuse. Les arcades dentaires, serrées l'une contre l'autre, ne peuvent s'écarter de plus de deux ou trois millimètres. Les gencives, rouges et saignantes, sont le siége d'un fourmillement incommode; il semble aussi à la malade qu'un filet d'eau froide s'écoule de son œil le long du nez et dans la bouche; elle y porte le mouchoir pour essuyer des larmes qui n'existent pas. Le camphre, administré en frictions et prisé, diminue les douleurs. Elles se reproduisent en avril et cèdent en partie à des calmants. En mai, une émotion morale détermine une nouvelle crise, dont les accès se renouvellent ou s'exaspèrent encore la nuit; le datura stramonium échoue contre elle. Une abondante métrorrhagie suspend les souffrances. En juin, les douleurs reparaissent, mais se dissipent bientôt.

» J'avais perdu cette malade de vue, lorsque, la rencontrant dans la rue, je fus frappé de l'altération de son nez, à demi enfoncé à la racine. Je pris des informations, et appris que reprise maintes fois de sa névralgie, elle avait reçu les soins de plusieurs de mes confrères. Le dernier consulté, après

5

divers traitements essayés par lui, tout aussi infructueux que ceux prescrits précédemment, ayant constaté une rhinite purulente avec carie des os du nez, soupçonna enfin une origine syphilitique à ce mal si ancien et si opiniâtre. La malade opposa les plus vives dénégations ; elle protesta n'avoir jamais eu de symptômes vénériens. Néanmoins, elle n'a été guérie de la carie et de la névralgie que par un long usage des mercuriaux unis aux sudorifiques. »

Dans ce cas, la nature suspecte de la maladie est incontestable, et si le diagnostic avait pu être porté plus tôt, il est probable que l'usage du traitement spécifique aurait épargné à la malade bien des souffrances et une difformité qui donne au visage un aspect repoussant.

Dans l'énumération que nous venons de présenter, il n'a été question que des causes principales de la névralgie du trijumeau ; nous avons à dessein laissé de côté toutes celles dont le rôle est hypothétique ou seulement appuyé sur des faits insuffisants. Ainsi, on ne comprend pas pourquoi Fothergill range la diathèse cancéreuse au nombre des causes les plus fréquentes du tic douloureux ; tous les faits observés prouvent combien est rare la coïncidence de ces deux maladies. Une cause invoquée par M. Reverdit comme étant très-commune, aurait aussi besoin d'être démontrée ; ce médecin assure que l'usage mal ordonné ou trop prolongé du mercure, produit autant de névralgies chez les militaires que les blessures ou les vicissitudes atmosphériques auxquelles ils sont exposés. On peut en dire autant de plusieurs autres causes sur lesquelles il est tout à fait inutile d'insister.

DIAGNOSTIC.

La névralgie trifaciale s'exprime habituellement par des phénomènes trop bien accentués, pour que le diagnostic puisse être difficile ou incertain ; mais de ce qu'on a reconnu une affection douloureuse des nerfs de la face, s'ensuit-il qu'il n'y ait plus rien à faire avant d'instituer le traitement ? Évidemment non. Le diagnostic graphique, celui qui se tire de l'expression phénoménale d'une maladie, n'est qu'une partie, le préliminaire en quelque sorte d'un diagnostic autrement important de celui qui distingue les maladies, non par leur caractère extérieur, mais par la différence de ce qui constitue leur nature, leur essence. A ce point de vue, le diagnostic de la maladie qui nous occupe est hérissé de difficultés, et plus d'une fois c'est seulement après bien des tâtonnements, après plusieurs traitements infructueux, que l'on soumet le cas pathologique à une analyse sévère qui met sur la voie de la vérité. On pourra de bonne heure éviter l'erreur, si l'on ne perd pas de vue les diverses circonstances étiologiques dont nous avons parlé précédemment; chacune d'elles donne à la maladie des caractères particuliers, dont la connaissance est très-importante au point de vue thérapeutique.

Dans le chapitre actuel, nous devons nous borner à dire quelques mots de certaines maladies de la face qui peuvent en imposer au praticien ou embarrasser son diagnostic. Et d'abord, le nerf trijumeau est-il le seul nerf de la face susceptible d'être atteint de douleurs névralgiques ; en d'autres termes, la névralgie de la septième paire peut-elle exister ?

Cette question, dont la discussion donne lieu à deux théories opposées, a été, grâce aux recherches modernes, résolue par la négative. L'opinion généralement admise aujourd'hui, appuyée sur les données de la physiologie et de l'anatomie aussi bien que sur les preuves cliniques, a été défendue surtout par Bérard et Valleix. Voici en quels termes ce dernier auteur la formule dans son *Traité des névralgies*[1] :

« 1° Dans la distribution anatomique des nerfs de la face, rien ne peut nous démontrer que dans tel ou tel cas, le nerf facial est douloureux plutôt que le nerf trifacial ; car partout où l'on a observé de la douleur dans le premier de ces nerfs, il s'unissait plus ou moins intimement avec le dernier ;

» 2° Parmi les expériences physiologiques, celles qui offrent le plus de détails et paraissent les plus concluantes, démontrent le défaut de sensibilité de la portion dure de la septième paire ;

» 3° Parmi les faits pathologiques, ceux qui sont donnés comme des faits de névralgie faciale, manquent généralement des détails nécessaires pour con-

[1] Pag. 170.

vaincre, et ceux qui offrent ces détails, à l'exception peut-être de celui de Weisse [1], ne doivent nullement conserver le titre que leurs auteurs leur ont donné ;

» 4°. En interrogeant et en explorant les malades avec tout le soin nécessaire, on parvient à constater dans des cas tout à fait semblables à ceux rapportés par les auteurs, que la douleur a son point de départ, non pas dans le nerf facial, mais dans les nerfs occipitaux ;

» 5° Ainsi donc, à moins que de nouveaux faits plus concluants ne viennent prouver que la névralgie du nerf facial existe réellement, nous n'avons aucune preuve irrécusable de son existence, et nous devons partager l'opinion de M. Bérard ;

» 6° Si l'observation venait démontrer que la névralgie du nerf facial existe réellement, ce fait ne serait pas plus embarrassant pour le physiologiste que pour le pathologiste, car les sources abondantes de sensibilité qu'il trouve dans plusieurs nerfs, et notamment dans le trijumeau, rendraient parfaitement compte de cette anomalie apparente. »

Maintenant, si nous cherchons quelles sont les maladies dont les symptômes ont quelque rapport avec ceux de la névralgie trifaciale, nous trouvons d'abord l'odontalgie. La névralgie du nerf sous-orbitaire ou dentaire postérieur a pu dans quelques cas être prise pour une douleur dentaire et traitée inutilement comme telle, c'est-à-dire par l'extraction d'une ou plusieurs dents. Malgré les analogies que présentent ces deux maladies, il est facile avec un peu d'attention d'éviter la méprise ; en effet, dans l'odontalgie il y a une ou plusieurs dents cariées ; la douleur, vive à leur niveau, s'exaspère dès que l'on touche ces organes avec un corps métallique, elle ne s'irradie pas au loin ; de plus, les gencives sont souvent rouges et enflammées. Dans la névralgie on constate l'intégrité des dents et des gencives ; la douleur, moins continue, est dissé-

[1] Il y est question d'une douleur occupant le côté droit de la mâchoire inférieure, à sa partie moyenne, dans un petit espace où la pression était excessivement douloureuse et provoquait ou exaspérait les paroxysmes ; la douleur s'étendait de là à la mâchoire supérieure, à la tempe et à l'oreille interne. Le siége des symptômes névralgiques semble ici se rapporter à la branche moyenne du facial, après l'adjonction à ce nerf du rameau fourni par l'auriculo-temporal.

minée sur différentes parties de la face correspondant aux points où les branches du trijumeau sont superficielles.

On ne confondra pas la névralgie de la cinquième paire avec un rhumatisme des muscles de la face ; cette maladie, qui est assez rare, s'accompagne d'une douleur dont les rémissions se font sans régularité. La douleur rhumatismale ne s'exaspère pas à la pression, celle du tic douloureux est souvent portée à un degré extrême par les plus légers attouchements. Les symptômes du rhumatisme redoublent de violence pendant la contraction musculaire et ne sont pas en rapport avec le trajet et la situation des branches du trijumeau.

La migraine a des caractères qui la distinguent parfaitement ; elle se révèle par une douleur obtuse, incommode, qui occupe la moitié du crâne et ne descend jamais au-dessous de l'orbite, elle ne suit pas la direction des cordons nerveux ; la migraine donne lieu à des troubles fonctionnels particuliers : ce sont des nausées ou des vomissements, il y a un trouble évident des fonctions de l'estomac.

Pour ce qui est du clou hystérique, la méprise nous paraît assez difficile, si l'on n'oublie pas que ce phénomène douloureux est rare, et que dans les cas où il est bien caractérisé, beaucoup de symptômes montrent sa dépendance de la maladie qui lui a donné son nom.

Enfin, on ne prendra pas pour une névralgie de la face les douleurs ostéocopes siégeant dans cette région. Celles-ci sont fixes dans leur siége ; leur retour a lieu invariablement dans la première moitié de la nuit, au moment où le malade se couche pour se livrer au repos. La connaissance des antécédents n'est pas d'un très-grand secours pour établir le diagnostic différentiel ; ce que nous avons dit plus haut de la névralgie syphilitique le prouve suffisamment.

PRONOSTIC.

Quoique la mort ne soit presque jamais la conséquence du tic douloureux, d'une manière générale on ne peut pas dire que le pronostic soit favorable. Sa gravité ou sa bénignité dépendent d'une foule de circonstances dont il est impossible de présenter ici le tableau complet ; nous allons seulement énoncer les principales. Il est vrai de donner comme grave le pronostic lorsque la maladie est intense et dure depuis longtemps ; on voit alors la persistance des douleurs amener des troubles fonctionnels notables, la nutrition se fait mal, les forces s'usent peu à peu et le malade finit par tomber dans le marasme ; en même temps le moral s'affecte, il y a de la tristesse, du découragement, quelquefois même le patient se laisse aller au désespoir et met un terme à sa souffrance par le suicide.

Le pronostic est variable suivant la nature de la cause qui a provoqué la scène morbide, suivant son opiniâtreté et sa puissance. Ainsi, la névralgie produite par l'impression du froid ou de l'humidité est, toutes choses égales d'ailleurs, plus bénigne que celle qui est due à une cause que la thérapeutique ne peut atteindre (lésion du cerveau, altération des os correspondant aux branches nerveuses, etc....)

Il est très-important, pour établir le pronostic, de prendre en considération le type de la maladie. Son irrégularité commande au praticien la plus grande réserve ; sa périodicité au contraire est très-avantageuse, parce que la thérapeutique peut lui opposer un agent dont l'efficacité est à peu près assurée.

Lorsque la prosopalgie a récidivé plusieurs fois, sa guérison est beaucoup plus difficile et ne peut pas toujours être considérée comme radicale.

Enfin, il faut tenir compte des tendances de la faculté médicatrice, car une crise peut éclater et modifier avantageusement l'état du sujet. Dans quelques cas, malheureusement trop rares, la névralgie perd de son intensité et finit par disparaître ; le pronostic sera alors moins défavorable que si, malgré tous les moyens mis en usage, les douleurs persistent ou même acquièrent une intensité plus grande.

TRAITEMENT.

Avant d'exposer les moyens nombreux qui ont été proposés pour le traitement de la névralgie trifaciale , il est indispensable de dire quelles sont les
indications à remplir ; c'est le seul moyen d'éviter la confusion qui règne sur
ce point dans la plupart des ouvrages didactiques. Les indications thérapeu-
tiques majeures peuvent être ramenées aux deux chefs suivants :

1° Combattre et détruire la cause qui a joué le rôle de provocation ;
2° S'adresser aux phénomènes par lesquels s'exprime la maladie.

PREMIÈRE INDICATION. — *Combattre et détruire la cause qui a joué le rôle
de provocation.*

L'étiologie nous apprend combien doivent être variés les moyens propres à
remplir cette première indication ; elle nous montre de quel côté il convient
de diriger les efforts de la thérapeutique. Si la maladie a succédé à l'impression du froid ou aux variations de température, il faut d'abord s'occuper de
dissiper le trouble des fonctions de la peau. On y parvient en rappelant et en
activant la perspiration cutanée à l'aide des irritants placés à la surface du
corps, des frictions sèches excitantes, des bains de vapeur ; on administre
aussi à l'intérieur des médicaments diaphorétiques (boissons chaudes, potion
avec l'esprit de Mindérérus, l'opium, la poudre de Dower, etc.).

La névralgie de nature chlorotique exige l'emploi des ferrugineux, des toniques. L'utilité du fer dans le tic douloureux de cette espèce explique les résultats divers obtenus par le sous-carbonate de fer. Cette préparation a été
vantée en Angleterre par le docteur Hutchinson , comme applicable à tous les
cas, toutes les fois qu'il n'existe pas de symptômes inflammatoires bien caractérisés. Mais nous croyons avec M. le professeur Trousseau (*Traité de
thérapeutique et de matière médicale,* 1837, tom. II, pag. 136) que si quelques médecins l'ont employé avec succès, tandis que d'autres n'en ont re-
tiré aucun avantage, c'est que les premiers avaient affaire à des névralgies

liées à un état chlorotique , et partant faciles à dissiper par le fer. Les autres, au contraire, administraient le médicament à des sujets qui se trouvaient dans des conditions bien différentes.

L'existence d'un vice rhumatismal, goutteux , herpétique , voilà autant de sujets d'indication dont il faut tenir le plus grand compte, si l'on ne veut pas s'exposer à voir tous les autres moyens rester sans résultat avantageux. Nous en dirons autant de la syphilis.

Le fait que nous avons emprunté à l'ouvrage de M. P. Yvaren et plusieurs autres, montrent combien la névralgie est rebelle tant qu'on n'attaque pas directement par le spécifique l'état morbide auquel elle est subordonnée. Chose singulière ! quelques médecins qui se refusent à admettre la nature syphilitique du tic douloureux dans certains cas, croient cependant à l'efficacité des préparations mercurielles ; ainsi , M. P. Bérard, dans son article si remarquable sur la *névralgie de la face*, a écrit les lignes suivantes : « La coexistence du tic douloureux avec quelques symptômes vénériens consécutifs, ou bien cette considération que le malade a contracté antérieurement la syphilis et n'en a pas été traité par les mercuriaux , ne suffit pas sans doute pour qu'on regarde le tic douloureux comme lié à la syphilis ; mais des exemples bien avérés de guérison de cette maladie par des préparations mercurielles, et notamment par des frictions , autorisent à prescrire les antivénériens dans les cas que nous venons de supposer [1]. »

Les auteurs du *Compendium* reproduisent la même pensée [2]. Si les médecins dont nous venons de parler étaient sans idée préconçue, les faits qu'ils rapportent eux-mêmes et dont ils ne mettent pas en doute l'authenticité , devraient faire cesser leur incrédulité , car le Père de la médecine a dit avec raison dans une de ses sentences : « *Naturam morborum ostendunt curationes.* »

Lorsque les douleurs faciales ont cédé à la suppression d'un flux hémorrhoïdal , à la cessation d'un flux , d'une suppuration , d'un écoulement habituel, à la guérison brusque d'une maladie cutanée, d'une plaie ancienne, etc...,

---

[1] Dictionnaire de médecine, tom. XII, pag. 584.

[2] Compendium de médecine, tom. III, pag. 609.

pourquoi rejeter l'idée bien rationnelle d'une corrélation entre ces deux faits pathologiques, surtout après les enseignements de l'observation et de l'expérience clinique, ces deux écueils des théories imaginaires ? En effet, combien ne pourrait-on pas citer d'exemples de prosopalgies guéries par les moyens propres à satisfaire à cette indication ? Dans les cas où la maladie a été produite et est entretenue par des influences hygiéniques mauvaises (habitation, profession, habitude, genre de vie), la première chose à faire pour assurer l'efficacité de tout traitement ultérieur est de placer le sujet dans des conditions différentes de celles qui paraissent avoir provoqué le développement de l'état pathologique.

L'indication fournie par le type est une des plus importantes à remplir pour arriver à une guérison prompte et radicale. Nous avons vu que la névralgie, nettement périodique, était le symptôme d'un état morbide habituellement curable par les préparations de quinine. Ce médicament doit faire alors la base du traitement ; après un ou deux jours de son usage, le succès est à peu près certain. Le malade, torturé par la douleur, est tout étonné de se voir délivré le lendemain ; ou, si les symptômes reparaissent, leur intensité est moindre et ils cèdent ordinairement à la seconde administration de l'antipériodique. L'utilité du quinquina dans les cas où le type est irrégulier, n'est rien moins que démontrée, et il nous semble que M. Trousseau est allé beaucoup trop loin lorsqu'il dit : « L'expérience démontre que, de toutes les névralgies, celles qui siégent à la face et au cou se guérissent plus aisément par le quinquina que celles qui occupent les membres, la sciatique par exemple ;... d'où le précepte que nous avons souvent exprimé dans nos Leçons cliniques, que l'on doit tenter par le quinquina la guérison des névralgies, quelque siége qu'elles occupent, quelque type qu'elles affectent. Cette médication ne peut avoir aucun inconvénient, et il suffit qu'elle soit souvent utile pour que ce soit un devoir de l'essayer[1]. »

Pour ce qui est de la névralgie produite par un traumatisme ou bien entretenue par une altération matérielle des organes avoisinant les branches du nerf trifacial, la première indication qu'elle fournit est de remédier au désordre

[1] Ouvrage cité, tom. II, pag. 342.

survenu dans le squelette ou les parties molles de la face. Ainsi, lorsque la douleur se rattache à l'irritation produite par un corps étranger venu du dehors ou par une esquille osseuse, lorsqu'elle peut être expliquée par une affection des parois du sinus maxillaire ou de sa cavité, par la compression qu'exerce une tumeur quelconque sur un des points du trajet du trifacial, il faut se hâter de traiter le traumatisme, d'extraire le corps étranger et de guérir, si la chose est possible, l'altération à laquelle la névralgie est liée comme l'effet à sa cause.

L'arrachement des dents est utile lorsque la névralgie paraît liée à l'altération, à la carie de ces organes; mais il ne faut pas exagérer la fréquence de ces altérations et imiter la conduite des médecins qui ne craignent pas de conseiller l'avulsion d'une ou de plusieurs dents dont l'intégrité est parfaite, espérant ainsi calmer les souffrances. Il est vrai de dire que cette opération amène un soulagement notable; mais ce calme est passager et on aurait tort de le rechercher en sacrifiant des organes aussi utiles que les dents.

Pendant que l'on fait droit à l'une ou à l'autre des indications étiologiques précédentes, il est bon de ne pas perdre de vue l'état des forces du sujet. Si celui-ci est jeune, robuste, se nourrissant bien, disposé aux phénomènes de congestion du côté du cerveau, aux étourdissements; si le pouls est plein, large, développé, il y a indication à commencer le traitement par une saignée générale, ou par l'application d'un nombre suffisant de sangsues à l'anus, etc., etc.

La névralgie se montre-t-elle, au contraire, sur un individu affaibli, d'un tempérament nerveux, irritable, il convient de recourir à des moyens d'un autre ordre, tels qu'un régime substantiel, les toniques, un exercice modéré. Les antiphlogistiques augmenteraient l'irritabilité et aggraveraient la maladie.

Dans le cas où il n'existe aucune des indications précédentes, ou bien lorsque les moyens propres à les remplir sont insuffisants, il faut obéir à la seconde indication, et mettre en œuvre les moyens qui agissent directement sur le système nerveux.

IIe INDICATION. — *S'adresser aux phénomènes par lesquels s'exprime la maladie.*

L'exaltation de la sensibilité étant le symptôme dominant, c'est aux médicaments capables de la modifier ou de la calmer que la thérapeutique doit recourir. Dans ce but, on essaie la plupart des substances qui figurent dans la classe des antispasmodiques ou dans celle des narcotiques ; mais les résultats obtenus n'ont pas été les mêmes avec chacune d'elles. Ainsi, l'opium et les sels de morphine ont été souvent prescrits à l'intérieur et à l'extérieur. D'après M. Valleix, l'opium seul aurait rarement réussi ; les sels de morphine, et particulièrement l'hydrochlorate, jouiraient d'une efficacité un peu plus grande à la dose de 3 à 8 centigrammes par jour. Cette préparation est souvent employée avec avantage en topiques, dans le pansement des vésicatoires volants placés sur les points du siége de la douleur.

La jusquiame fait la base des pilules de Méglin, qui rendent quelquefois des services dans le traitement des névralgies. Ces pilules, que Burdin a démontré n'agir que par la jusquiame qu'elles contiennent, sont composées d'extrait de jusquiame noire, d'extrait de valériane, d'oxide de zinc, de chaque 5 centigrammes pour chaque pilule. Méglin les administrait d'une manière graduelle : ainsi, il commençait par une pilule matin et soir ; puis tous les jours la dose était doublée, jusqu'à ce qu'il y eût une amélioration sensible, ou quelque accident du côté des fonctions cérébrales ou digestives ; il arrivait ainsi jusqu'à en donner vingt ou trente par jour, et quelquefois même davantage. Lorsque l'amélioration était bien marquée, l'usage des pilules n'était pas brusquement suspendu, on les continuait à dose décroissante, de manière à suivre, mais en sens inverse, le même ordre qu'au début du traitement.

Le datura stramonium a été dans plusieurs cas d'une utilité incontestable. Lentin, cité dans le Journal de Hufeland, rapporte quatorze cas de tic douloureux rebelles à tous les moyens, qui ne s'amendèrent que par l'administration de la teinture de stramoine donnée à la dose de quatre ou cinq gouttes toutes les trois ou quatre heures. James Beybie, Wendestadt, de Henfeld ont

obtenu des résultats analogues en donnant l'extrait de cette solanée. Le stramoine a été souvent utile appliqué extérieurement. Kirchoff faisait pratiquer
douze ou treize fois par jour, sur le trajet du nerf douloureux, les frictions
avec la teinture alcoolique. M. Jobert a eu recours avec avantage à la même
préparation ; seulement, pour rendre plus active l'action du médicament, il
en verse quelques gouttes sur la peau préalablement dénudée de sa couche
épidermique. Ce procédé peut être avantageux, mais il a l'inconvénient de
donner lieu à des douleurs vives, toutes les fois que la teinture est en contact
avec le derme.

M. Trousseau a eu à se louer de l'usage externe du datura dans plusieurs
cas de névralgies peu anciennes ; il conseille l'application locale, tantôt d'un
emplâtre composé de 2 grammes d'extrait de datura et de 25 ou 30 centigrammes de chlorhydrate de morphine, tantôt des compresses imbibées d'une
forte décoction (30 grammes par litre d'eau), tantôt enfin d'une pommade
contenant parties égales d'extrait alcoolique et de cérat.

La belladone employée à l'intérieur ou à l'extérieur a été souvent utile.
Starck, Schligel, Struenhagen assurent avoir guéri des névralgies opiniâtres
en prescrivant l'usage interne de l'extrait de cette plante. Ils donnaient
chaque jour de 10 à 24 gouttes d'une solution de 15 centigr. d'extrait dans
8 grammes d'eau de laurier-cerise. M. Trousseau recommande beaucoup de
faire prendre chaque heure une pilule contenant 1 centigramme d'extrait,
jusqu'à ce qu'il se produise des vertiges ; alors on éloigne les doses, et la médication est continuée jusqu'à ce qu'il y ait un amendement de la douleur.
Appliquée localement, la belladone a produit de bons effets. On s'est servi de
cataplasmes faits avec la pulpe de racines (Deleau), de lotions fréquentes pratiquées avec la décoction concentrée des feuilles ; on a étendu l'extrait
(50 centigrammes à 2 grammes) sur les points occupés par la douleur.

Dans le cas où la maladie est rebelle, il est facile d'augmenter l'activité de
la belladone, en la mettant en contact avec le derme dénudé (vésicatoire volant
pansé avec une pommade contenant de l'extrait de belladone).

Depuis que la chimie a pu isoler le principe actif de cette plante, l'atropine, les succès se sont multipliés, et on a obtenu des guérisons inespérées.
En 1848, M. Brooths rapportait, dans la *Gazette des hôpitaux*, une observa-

tion de tic douloureux, jusqu'alors rebelle à tous les moyens, qui céda, au bout de deux jours, à des frictions avec une pommade composée de 25 centigrammes d'atropine et de 12 grammes d'axonge. De nos jours, on a souvent recouru à l'atropine, avec un plein succès, dans des névralgies anciennes. Cette substance, à l'état de sulfate d'atropine, est dissoute dans l'eau distillée et injectée sous le derme au voisinage du nerf douloureux.

Nous devons dire quelques mots de ce mode particulier d'application des agents médicamenteux.

C'est M. Alexandre Wood (d'Édimbourg) qui, en 1853, eut le premier l'idée de porter, à l'aide de la petite seringue de Fergusson, directement sur le nerf atteint de névralgie, une solution narcotique appropriée. Bien avant cette époque, en 1836, un médecin français, M. Lafargue (de Saint-Émilien), proposait, dans un mémoire envoyé à l'Académie de médecine, l'inoculation à l'aide d'une lancette des sels de morphine et d'autres agents médicamenteux actifs, comme un nouveau mode d'administration qui pouvait remplacer avantageusement la méthode endermique usitée jusqu'alors. Comme on le voit, l'idée était la même; le procédé seul différait. Quoi qu'il en soit, il est juste d'attribuer à M. Wood l'honneur d'avoir tiré cette pratique de l'oubli et de l'avoir généralisée en Angleterre à partir de 1853.

C'est seulement six ans plus tard, en 1859, que l'attention des médecins français a été appelée sur ce point par un travail dans lequel M. Béhier communiquait à l'Académie le résultat de ses expériences. Dès-lors tout le monde se mit à l'œuvre; on fit de nombreux essais qui démontrèrent l'efficacité de cette méthode thérapeutique, peu connue auparavant.

Voici la manière d'exécuter cette petite opération :

On se sert en France de la petite seringue de Pravaz; on commence par introduire un des petits trocarts qui l'accompagnent sur le trajet du nerf douloureux; alors la tige du trocart est retirée, et sur la canule restée en place on visse le petit corps de seringue préalablement rempli du liquide à injecter. La tige du piston est garnie d'un pas de vis qui permet de calculer d'une manière précise la quantité de liquide qui s'échappe par la canule; chaque quart de tour du pas ne donne issue qu'à une goutte du médicament. La capacité totale de l'instrument équivaut à 30 gouttes qui pèsent 57 centigr., ce qui fait pour chaque goutte un poids de 0,019 milligrammes. M. Béhier s'est servi d'une solution de 20 centigrammes de sulfate d'atropine pour 30 grammes d'eau. Chaque goutte contient un dixième et demi de milligramme du principe actif, et 6 gouttes représentent environ 1 milligramme.

Dès que M. Béhier eut fait connaître le travail dont nous avons parlé, M. le professeur Courty se livra à une série d'expériences dont le résultat se trouve consigné dans les cahiers du *Montpellier médical* (1859). La liqueur injectée par M. Courty était une solution au centième (sulfate d'atropine 5 centigr. pour 5 grammes d'eau distillée); chaque injection composée de 6 à 8 gouttes déposait à peu près 2 milligrammes de l'agent médicamenteux. Le nombre de faits mentionnés dans ce travail est de quatorze, tous relatifs à des névralgies; dix ont été guéris d'une manière rapide et complète, deux ont subi une amélioration notable, une seule a éprouvé une amélioration bornée, mais soutenue.

Dans ce dernier cas, il s'agit d'une femme de 48 ans atteinte d'une névralgie trifaciale ancienne du côté droit, développée sous l'influence des conditions hygiéniques les plus mauvaises, et qui avait résisté aux traitements les plus variés et les plus énergiques, y compris l'électricité. Soixante-quatorze injections furent pratiquées, quatorze avec la morphine (hydrochlorate de morphine 50 centigram. pour 10 gram. d'eau), soixante avec l'atropine, en moins d'un mois. Les dernières injections d'atropine étaient faites avec une solution au cinquantième, c'est-à-dire deux fois plus actives; au lieu de 10 gouttes, moyenne déjà assez forte, chaque injection était de 20 gouttes. Enfin, au lieu d'une injection, on en faisait trois dans la journée.

Ce traitement si énergique n'a produit qu'une amélioration, laquelle a persisté après la cessation de toute action locale, et elle était telle qu'au moment de la rédaction de cette observation, M. Courty se demandait s'il ne serait pas possible de compléter la guérison par l'hygiène, le régime et les soins généraux dont la femme était entourée.

Quant aux effets toxiques, malgré la dose énorme du médicament injecté, leur légèreté fut telle, qu'il ne fut pas nécessaire de recourir aux antidotes.

Il est aujourd'hui parfaitement démontré que les injections sous-cutanées de sulfate d'atropine ont sur les névralgies de la face une action non-seulement incontestable, mais encore très-puissante. Dans les cas où la guérison ne peut pas être obtenue, le malade éprouve toujours un soulagement très-marqué, ce qui doit engager à les pratiquer.

La ciguë, vantée par Fothergill, Salle, Pujol, Jackson, a réussi quelquefois, mais le plus souvent elle a échoué. L'aconit a été utile dans quelques névralgies de nature rhumatismale. Les faits invoqués à l'appui de l'efficacité de l'acide cyanhydrique et de l'eau de laurier-cerise sont trop peu nombreux pour qu'il soit utile de parler plus longuement de cette médication.

L'action spéciale et directe qu'ont les agents anesthésiques sur les propriétés sensitives du système nerveux, devait engager les médecins à soumettre à leur influence les sujets atteints de névralgie. M. Ménière obtint le premier de très-beaux résultats à la suite des inhalations de vapeurs éthérées. Le chloroforme n'a pas moins été utile entre les mains de M. Barrier (de Lyon). Dans deux cas de névralgie faciale soumis à l'observation de ce médecin, les douleurs furent de beaucoup diminuées à la première inhalation ; une deuxième les affaiblit encore ; enfin, une troisième les dissipa complètement. Un mois après, les accidents n'avaient pas reparu. Le danger qui accompagne ces inhalations anesthésiques a conduit les praticiens à essayer ces agents en topiques. L'application sur le point douloureux de quelques bandes de coton imbibées de chloroforme et recouvertes de compresses et de taffetas gommé, a réussi entre les mains de MM. Ameuilhe et Desterne, dans deux cas de névralgie sciatique. Nous n'avons trouvé dans les journaux aucun fait prouvant l'utilité de cette médication dans le traitement du tic douloureux.

Parmi les antispasmodiques, nous mentionnerons seulement l'assa-fœtida et le camphre. Le premier a été conseillé lorsque les douleurs de la face coexistent avec quelque affection hystérique. Le camphre à la dose de 30 à 40 centigrammes a réussi à M. Bellengeri. Il est très-usité en Angleterre.

Les antifluxionnaires révulsifs et dérivatifs trouvent souvent leur application. Les premiers conviennent lorsque la fluxion n'est pas encore bien établie, qu'elle est incertaine ; ainsi, au début de la maladie, les substances qui agissent sur la muqueuse intestinale, les moyens qui produisent une excitation de la surface du corps, etc., peuvent être utiles. Les dérivatifs, au contraire, produisent de bons effets dans les cas de névralgie ancienne; appliqués non loin du point où la fluxion est fixée, ils donnent souvent lieu à une perturbation salutaire, à une modification qui plus d'une fois suffit pour amener la disparition complète des phénomènes morbides. Dans ce but, on a conseillé divers topiques, tels que l'huile de croton tiglium, l'huile de cajeput, l'éther sulfurique, la térébenthine, la solution de sublimé, etc.; mais ils sont peu efficaces et rarement employés.

Le vésicatoire volant surtout mérite plus de confiance. Employé seul et plusieurs fois répété, il a été utile entre les mains de Valleix; dans le cas où il semble insuffisant, on peut augmenter son action curative en plaçant sur la surface une petite quantité de sel de morphine. Le vésicatoire à demeure n'est presque jamais de mise dans la névralgie qui nous occupe, parce qu'il laisse, sur des parties exposées aux regards, des traces qui ne se dissipent presque jamais. Pour le même motif, nous devons en dire autant du moxa, employé avec succès par Larrey, de la cautérisation avec le fer rouge, pratiquée par André et conseillée par M. Jobert (de Lamballe), comme un remède héroïque quand la névralgie est bornée à une seule branche de la cinquième paire.

L'application de l'électricité au moyen de l'appareil galvanique de Mansford, a servi au docteur Harris à guérir cinq névralgies de la face sur huit. Voici de quelle manière il procédait : deux petits vésicatoires étaient placés, l'un à la partie postérieure et supérieure du cou, l'autre au voisinage du genou. Sur le premier, on plaçait une plaque d'argent séparée du derme dénudé par une éponge humide; le second était recouvert d'un morceau de parchemin et d'une lame de zinc, un fil conducteur reliait ces deux éléments. L'heureuse influence de la faradisation électrique sur l'affection douloureuse de quelques nerfs, la sciatique par exemple, doit engager les médecins à employer ce moyen inoffensif par lui-même, ne serait-ce que comme palliatif.

En effet, d'après M. Trousseau[1], à l'instant où le courant électrique est suspendu, « toute sensation cesse et le malade cherche en vain la douleur sciatique, en la provoquant par des mouvements de toute espèce. Rien n'est curieux

[1] Œuvres citées, tom. I, pag. 788.

comme l'étonnement du malade, qui passe subitement de la souffrance la plus vive au calme le plus parfait; rien n'est plus agréable au médecin que la vive expression de sa reconnaissance!.... Quelquefois la douleur névralgique est calmée ou déplacée. »

Magendie pensait que l'électricité est le moyen le plus efficace à opposer aux névralgies de la face; mais il recommandait de conduire l'excitant électrique jusque dans le nerf malade, à l'aide de l'électropuncture. Les faits signalés par cet observateur (*Gazette médicale*, 1840) ne doivent pas être perdus de vue, car il ressort de leur étude que l'amélioration avait lieu dans plusieurs cas dès la première séance; il ne fallait jamais plus de dix séances pour amener la guérison. Lorsqu'il y avait récidive, au bout d'un temps variable, une nouvelle application de l'électricité faisait promptement justice de la maladie.

Pour terminer, nous aurions à dire quelques mots de l'aimant artificiel essayé par André et Thouret, de l'acupuncture préconisée par J. Cloquet; mais il est aujourd'hui bien démontré que ces deux moyens ne réussissent presque jamais à produire une guérison radicale; l'amélioration qu'ils déterminent n'est pas de longue durée, et il est nécessaire de revenir souvent à leur usage.

Lorsque tous les moyens énumérés jusqu'à présent échouent, lorsque la persistance de la douleur affecte le moral du sujet et porte le trouble dans la nutrition, on peut comme ressource extrême réclamer l'intervention de la chirurgie et chercher à interrompre la continuité du nerf parcouru par la douleur. Pour atteindre ce but, on a pratiqué l'incision et l'excision ou résection du cordon nerveux. La première opération donne peu d'espérances de succès, parce que les douleurs reparaissent dès que la cicatrisation a réuni les deux parties du nerf divisé. Au contraire, la guérison est définitive et durable après l'excision. Bérard a publié dans le *Journal des connaissances médico-chirurgicales* (mai 1836) deux observations de névralgie: l'une sous-orbitaire, l'autre dentaire inférieure, traitées avec succès par cette opération, après avoir résisté à tous les moyens ordinairement employés.

Avant de recourir au traitement chirurgical, il est indispensable, si l'on ne

7

veut pas faire subir au patient une opération inutile, de s'assurer non-seulement de l'inefficacité des agents ordinaires, mais encore il est de la plus haute importance de déterminer rigoureusement si la névralgie n'est pas le symptôme d'une tumeur de la dure-mère, d'une altération organique du cerveau, ou de toute autre partie profonde. Tant qu'on n'a pas acquis cette notion, il est prudent de s'abstenir et d'essayer les diverses substances fournies par la matière médicale.

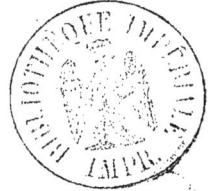

FIN.

www.ingramcontent.com/pod-product-compliance
Lightning Source LLC
Chambersburg PA
CBHW071338200326
41520CB00013B/3021